PRÉCIS

DES

MALADIES INTRA-OCULAIRES

ET

MÉTHODE NOUVELLE POUR LES RECONNAITRE

SANS LE SECOURS D'AUCUN INSTRUMENT

PAR

LE Dr E. GRANDCLÉMENT

Ancien interne des hôpitaux, membre de la Société des Sciences médicales
de Lyon ,
Professeur libre d'ophthalmologie

PRIX : 2 FR.

<table>
<tr><td>PARIS</td><td>LYON</td></tr>
<tr><td>SAVY, LIBRAIRE-ÉDITEUR</td><td>J.-P. MÉGRET, LIBRAIRE</td></tr>
<tr><td>Rue Hautefeuille, 24.</td><td>Quai de l'Hôpital, 57.</td></tr>
</table>

1873.

PRÉCIS

DES

MALADIES INTRA-OCULAIRES

Lyon. — Imprimerie d'Aimé Vingtrinier.

PRÉCIS

DES

MALADIES INTRA-OCULAIRES

ET

MÉTHODE NOUVELLE POUR LES RECONNAITRE

SANS LE SECOURS D'AUCUN INSTRUMENT

PAR

LE Dr E. GRANDCLÉMENT

Ancien interne des hôpitaux, membre de la Société des Sciences médicales
de Lyon ,
Professeur libre d'ophthalmologie

PARIS | LYON
SAVY, LIBRAIRE-ÉDITEUR | J.-P. MÉGRET, LIBRAIRE
Rue Hautefeuille, 24. | Quai de l'Hôpital, 57.

1873.

AVANT - PROPOS.

Les affections intra-oculaires, bien que leur histoire ait atteint
un rare degré de précision et de certitude, sont pourtant généralement méconnues et délaissées par les médecins.

C'est que, pour établir le diagnostic exact et précis des maladies de l'hémisphère postérieur de l'œil, il est à peu près indispensable, dans l'état actuel de la science, de faire intervenir l'ophthalmoscope et les boîtes de verres d'essai. Or, il n'est pas donné
à tout le monde de pouvoir se familiariser avec ces divers instruments, dont le prix est élevé et la manœuvre difficile.

Ce serait donc rendre un réel service à la pratique médicale
que d'indiquer quelques signes subjectifs peu nombreux et d'une
constatation facile, à l'aide desquels tout praticien pourrait, sans
le secours d'aucun instrument, reconnaître les diverses affections
de l'intérieur de l'œil.

C'est un signe de ce genre que je me propose de faire connaître dans cette étude. J'indiquerai son mode d'application et l'étendue des ressources qu'il peut nous offrir déjà, bien que mes
recherches sur ce sujet ne soient point encore complètes, par
rapport aux affections organiques intra-oculaires.

Mais, pour ce qui concerne ces dernières affections, je m'ef-
forcerai du moins, dans un résumé succinct, de démontrer que

l'on peut simplier beaucoup leur étude, faite à l'aide de l'ophthalmoscope, en les dépouillant de tout ce fatras de détails et de sub -
divisions à l'infini dont on les a surchargées dans les traités
spéciaux. Ce sera déjà un acheminement vers l'idée de rendre
leur diagnostic accessible à tous les médecins.

J'aurai alors parcouru le cercle complet des affections de l'intérieur de l'œil, et enfermé dans les étroites limites de cet ou-
vrage la pathologie intra-oculaire tout entière.

Le but que je poursuis est donc de vulgariser la partie la plus
difficile de la science ophthalmologique, en simplifiant ses moyens
d'investigation et en condensant les faits, très-nombreux et ma
enchaînés encore, qu'elle a accumulés pendant ces vingt-cinq
dernières années.

PRÉCIS

DES

MALADIES INTRA-OCULAIRES

CHAPITRE PREMIER.

Distinction sommaire des affections organiques et des maladies fonctionnelles de l'intérieur de l'œil.

Il importe de circonscrire immédiatement notre sujet. Et d'abord que doit-on entendre par cette expression de maladies intra-oculaires?

Je groupe sous cette dénomination toutes les affections de l'organe visuel qui ont leur siége et leur raison d'être au-delà de l'iris, jusques et y compris la portion de l'encéphale qui préside à l'élaboration de la sensation visuelle.

Toutes ces affections, qui sont fort nombreuses et ne se révèlent en général par aucun signe apparent à l'extérieur, se divisent très-naturellement en deux grandes classes bien distinctes : *les maladies organiques et les maladies fonctionnelles.*

Pour comprendre la valeur et l'importance de cette division, il est indispensable de faire appel à quelques notions d'optique physiologique, et de se souvenir que l'œil n'est autre chose qu'une chambre noire, placée presque en entier au-delà de l'iris. Par conséquent, de même que la chambre noire des physiciens, celle par exemple qui est journellement employée dans les appareils de photographie, la chambre noire oculaire comprend deux parties ou deux organes essentiels : c'est, d'une part, *la lentille* oculaire, destinée à ramasser les rayons lumineux pénétrant par la pupille, et à les faire converger en un point unique *ou foyer*, pour constituer là une image très-nette ; et, d'autre part, l'*écran* qui reçoit et perçoit tout à la fois cette image des objets extérieurs dessinée au foyer. La lentille de l'œil comprend plusieurs lentilles secondaires, dont la plus importante est le cristallin, et l'écran oculaire se compose de la *rétine* qui reçoit l'image, du *nerf optique*, qui la transmet au cerveau, et enfin de la *portion optique* de l'encéphale, qui la perçoit et en tire la sensation visuelle.

Toutes les autres parties de l'œil, telles que la choroïde, la sclérotique, etc., ne sont que des organes accessoires ; elles ne jouent qu'un rôle de protection et de nutrition par rapport aux deux parties essentielles, et nullement un rôle optique. Aussi leurs maladies ne se révèlent-elles en général qu'autant qu'elles font naître consécutivement des lésions dans la lentille ou l'écran oculaires.

Ces quelques notions d'optique physiologique seront le pivot de la démonstration que je dois faire.

Ainsi, dès à présent, la légitimité et l'importance de la division énoncée vont nous apparaître avec évidence.

Les affections intra-oculaires de nature organique sont celles dans lesquelles il se produit une modification matérielle, une altération appréciable des éléments anatomiques, soit de la lentille, soit de l'écran de l'œil. Dans les maladies fonctionnelles, au contraire, rien de semblable ; la lentille et l'écran ne sont nullement altérés dans leur structure ; seulement ils sont mal situés l'un par rapport à l'autre ; et dans ces sortes d'affection, d'une manière générale, la vue est troublée, parce que l'écran rétinien n'est pas placé au foyer de la lentille.

Voici la conséquence pratique de ces considérations au point de vue du traitement de ces diverses affections : c'est que les maladies fonctionnelles sont instantanément curables par des verres correcteurs appropriés, tandis que les affections organiques n'ont rien à attendre des lunettes ; elles réclament toujours un traitement médical ou chirurgical. Là est la pierre d'achoppement pour la plupart des médecins qui, croyant avoir affaire à une maladie organique, torturent trop souvent, par des révulsifs et des dérivatifs sous toutes les formes, de pauvres malades auxquels un verre approprié peut seul rendre l'intégrité de la vue. S'ils commettent souvent cette erreur, c'est parce que les moyens qui leur révéleraient cette distinction capitale ne sont pas entre leurs mains ou à leur portée.

Jusqu'à ce jour, en effet, on ne connaît qu'un moyen en ophthalmologie pour établir ce diagnostic, même sommaire, de maladie organique ou de maladie fonctionnelle, c'est l'emploi de l'ophthalmoscope ou des verres d'essai. Mais ces divers instruments sont et seront longtemps encore lettre morte pour le plus grand nombre des praticiens.

J'ai donc cherché un autre moyen d'investigation pour établir cette distinction qui fût à la portée de tous, et je l'ai trouvé dans les renseignements que peut nous fournir le malade, quelque peu intelligent qu'il soit. Voici en quoi il consiste :

On sait que les malades atteints d'affections intra-oculaires, quand on les oblige à s'expliquer nettement sur la nature de leur trouble visuel, accusent tous l'existence d'un brouillard qui voile plus ou moins la vue.

Or, ce brouillard, que l'on trouve effectivement mentionné dans les auteurs comme symptôme banal et sans valeur, s'il est bien interprété au point de vue de ses aspects divers, peut nous permettre de reconnaître s'il existe une maladie organique ou seulement une maladie fonctionnelle.

En effet, lorsqu'il existe une maladie organique, le brouillard qui voile la vue est *permanent*; il ne se dissipe à aucun moment de la journée, et quelle que soit la distance de l'objet visé ; en outre, il présente presque toujours l'aspect d'une vapeur plus ou moins épaisse qui réside à quelques centimètres en avant de l'œil, toujours entre le regard et l'objet que le malade veut voir.

Dans les maladies fonctionnelles, le brouillard n'offre plus les mêmes caractères ; d'abord il n'existe pas toujours ni pour toutes les distances ; ainsi, tantôt il n'apparaît que dans la vision éloignée, comme dans la myopie, ou seulement dans la vision rapprochée, comme dans l'hypermétropie et la presbytie ; en un mot, il est *intermittent*. En outre, il ne revêt que les apparences d'une vapeur placée entre l'objet, mais plutôt celles d'une gaze qui recouvre l'objet visé et rend ses détails indistincts.

Je résume ces caractères : dans les affections organiques, le brouillard accusé par le malade est *permanent*, et se présente le plus souvent sous la forme d'une *vapeur épaisse* placée entre le regard et l'objet regardé; tandis que, dans les maladies fonctionnelles, le brouillard est *toujours intermittent*, soit par rapport aux distances, soit par rapport aux moments de la journée; de plus, il se montre sous l'aspect d'une *toile très-fine*, qui empêche d'apprécier les détails des objets.

En raison de ces diversités d'aspects, je propose d'appeler *brouillard organique* celui qui caractérise les affections organiques, et *brouillard fonctionnel* celui qui se montre dans les maladies fonctionnelles.

Maintenant il est facile de saisir la raison de la *permanence* du brouillard organique et de l'*intermittence* du brouillard fonctionnel.

Nous savons que toutes les maladies organiques sont provoquées par une lésion matérielle; si cette lésion organique est localisée dans la lentille oculaire, elle a pour résultat évident et nécessaire d'altérer sa transparence, et, par suite, d'empêcher tout ou partie des rayons lumineux d'arriver jusqu'à l'écran rétinien. Si, au contraire, c'est l'écran oculaire qui est en cause dans l'une quelconque de ses parties (rétine, nerf optique ou région optique de l'encéphale), la lésion organique a détruit une partie ou la totalité de ses éléments nerveux; dès lors sa sensibilité est diminuée ou détruite. Dans les deux cas, la vue est donc troublée d'une manière persistante, au moins pendant un certain temps, et ce trouble se manifeste par un brouillard qui poursuit le malade sans trêve ni répit, tant que dure la maladie.

Dans les maladies fonctionnelles, au contraire, on le sait, ce qui constitue l'essence ou la cause du trouble visuel, c'est que l'écran rétinien n'est pas situé exactement au foyer de la lentille oculaire, du moins pour les diverses distances. Mais si l'on se rappelle les lois qui régissent la marche des rayons lumineux dans les lentilles, on comprendra bien vite que le foyer, variant dans l'œil selon la distance de l'objet, on pourra toujours placer cet objet à une distance telle (très-éloignée ou très-rapprochée) que son image tombe exactement sur la rétine; dès lors, il sera vu nettement et sans brouillard. Enfin, l'on peut vérifier l'exactitude des renseignements que fournit le malade sur la nature du brouillard, en l'invitant à lire une page imprimée, un journal, par exemple.

S'il est atteint d'une anomalie pure et simple de l'accommodation, nous constaterons qu'il existe un point, très-éloigné ou très-rapproché, selon le genre et le degré de l'anomalie, auquel la lecture est possible, au moins pendant un certain temps, sans que le brouillard apparaisse. Ce brouillard ne fera son apparition que dans le cas où l'on ne respecterait pas la nature de cette distance appropriée au cas actuel, ou bien si l'exercice est trop longtemps prolongé.

Mais, si le malade observé est atteint d'une lésion organique, il nous déclarera, dès le commencement, qu'il est dans l'impossibilité complète ou qu'il lui est très-difficile de lire ces caractères, parce qu'ils sont obscurcis par un nuage situé continuellement en avant de son regard. Peut-être pourra-t-il encore déchiffrer les grosses lettres ou même les lettres ordinaires ; mais, dans ce cas encore, il vous affirmera très-explicitement qu'il est gêné sans cesse par un brouillard qui se trouve constamment à quelques centimètres en avant de son regard.

Chacun peut constater ces faits avec une facilité extrême et en tirer des déductions précises et certaines, soit en faveur d'une affection organique, soit en faveur d'une maladie fonctionnelle. Dès lors, ce diagnostic, tout sommaire qu'il est, lui permettra déjà d'établir un traitement rationnel et d'éviter ces grossières erreurs que je signalais tout à l'heure. En effet, s'il reconnaît que la vue de son malade est altérée par un brouillard fonctionnel, il pourra en toute assurance l'adresser à un opticien habile, en lui affirmant qu'il trouvera là le correctif de sa vue. Dans le cas contraire, il ne s'attardera pas à l'idée de rectifier la vue du patient par des lunettes, mais il avisera aussitôt à instituer le traitement de la lésion organique.

Avant de terminer ce qui concerne cette distinction sommaire des affections intra-oculaires en maladies fonctionnelles et maladies organiques, je dois ici faire mention d'un autre moyen très-imparfait, indiqué depuis longtemps déjà, pour établir ce même diagnostic. Je veux parler de *l'épreuve par le trou d'épingle*. En deux mots, cette petite opération consiste à inviter le malade, accusant un trouble visuel, à regarder à travers le trou pratiqué avec une épingle dans une feuille de papier ou mieux un morceau de carton noir. S'il voit mieux à travers cette petite ouverture les caractères d'un livre, par exemple, c'est qu'il est atteint d'une maladie fonctionnelle ; s'il voit plus mal, au contraire, c'est qu'il existe chez lui une lésion organique, soit des milieux transparents, soit des membranes profondes. L'explication théorique de ce fait, qui est réel, m'entraînerait trop loin. Je dirai seulement que la valeur pratique de ce moyen de diagnostic est très-minime ; il ne donne des résultats satisfaisants et certains qu'avec les malades assez intelligents pour comprendre ce que l'on cherche à obtenir d'eux, et rendre un compte exact de l'épreuve, ce qui est loin d'être la règle. En outre, son application est limitée à ce point de diagnostic ; il ne peut nullement servir à spécifier la lésion fonctionnelle elle-même, comme on peut aisément le faire avec l'aide des indications fournies par le brouillard. C'est là ce que je vais démontrer dans le chapitre suivant.

CHAPITRE DEUXIÈME.

**Diagnostic des anomalies de la réfraction et de l'accommo-
dation, à l'aide du brouillard fonctionnel.**

Jusqu'ici, le diagnostic des affections intra-oculaires n'est que
sommaire et nécessairement incomplet. Il reste, en effet, à préciser la nature et le siége de la lésion organique, si le brouillard
a révélé l'existence d'une maladie organique, ainsi que le genre
et le degré du trouble fonctionnel, s'il s'agit, au contraire, d'une
maladie fonctionnelle.

Est-il possible de compléter à ce point le diagnostic des affections intra-oculaires, à l'aide de cette nouvelle ressource séméiotique que je viens de faire connaître.

Plus loin, nous verrons que les affections organiques réclament de nouvelles recherches, à ce point de vue.

Mais, pour ce qui concerne les maladies fonctionnelles, je puis,
dès aujourd'hui, affirmer que l'on peut atteindre ce résultat d'une
manière complète et avec la plus grande facilité sans le secours
des verres d'essai ni d'aucun instrument. C'est ce que je vais
démontrer.

Ces affections, qui sont désignées dans les traités spéciaux
sous le nom d'anomalies de la réfraction et de l'accommodation,
sont au nombre de six ; ce sont, pour les maladies de la réfraction, la *myopie*, l'*hypermétropie* et l'*astigmatisme*, et, pour celles
de l'accommodation, la *presbytie*, la *paralysie* et le *spasme* du
muscle ciliaire. Quelques mots d'abord sur la réfraction et l'accommodation.

On sait que lorsque l'œil est au repos, c'est-à-dire réduit à
son plus faible degré de puissance réfringente, cette somme de

réfraction qu'il possède encore à ce moment suffit, s'il est bien conformé, pour voir au loin ; en d'autres termes, elle suffit pour faire converger sur la rétine les rayons parallèles ou provenant d'objets placés au moins au delà de 60 mètres. C'est là ce qu'on appelle la réfraction statique ou passive, ou plus simplement la réfraction de l'œil. Mais dès que l'objet se rapproche de l'œil en deçà des 60 mètres, l'image tend à aller se former en arrière de la rétine, comme le montre la *figure 2, pl.* 1, par les lignes ponctuées qui représentent les rayons émis par un objet très-rapproché de l'œil. C'est que la réfraction statique devient insuffisante. Aussi qu'arrive-t-il alors ? L'œil, à l'aide d'une petite sangle contractile, le muscle ciliaire, placée au pourtour du cristallin, augmente les courbures des faces de cet organe et produit, par ce fait, une nouvelle quantité de puissance réfringente qui, en s'ajoutant à celle que l'œil possède constamment, ramène l'image sur la rétine, et maintient ainsi la netteté de la vue pour toutes les distances. C'est cette réfraction dynamique ou supplémentaire que l'œil peut ainsi faire naître à chaque instant, selon les besoins de la vision rapprochée que l'on appelle *accommodation,* et le muscle ciliaire est l'agent de cette merveilleuse faculté d'adaptation aux distances,

La *figure 1, pl.* 1, montre les modifications que subit le cristallin dans la courbure de ses faces, selon que la vue s'exerce sur des objets très-éloignés ou bien sur des objets très-rapprochés. Le côté gauche représente le cristallin pendant que l'œil est au repos, c'est-à-dire regarde au loin, tandis que le côté droit montre le cristallin courbé par la contraction du muscle ciliaire pour la vision rapprochée. On sait que l'augmentation de courbure du cristallin porte presque tout entière sur sa face antérieure.

Malheureusement, tous les yeux ne sont pas doués de ce fonctionnement régulier et naturel qui nous permet d'adapter presque instantanément notre chambre oculaire à toutes les distances.

Ainsi, les uns pêchent au point de vue de la réfraction statique de telle sorte que, dans la vision au loin, les rayons parallèles, au lieu de former leur foyer en un seul point sur la rétine, le forment soit *en avant* de cette membrane, ce sont les *myopes ;*

PLANCHE. I.

Fig. 1.

Œil au repos en dehors de l'accommodation

Œil pendant l'accommodation

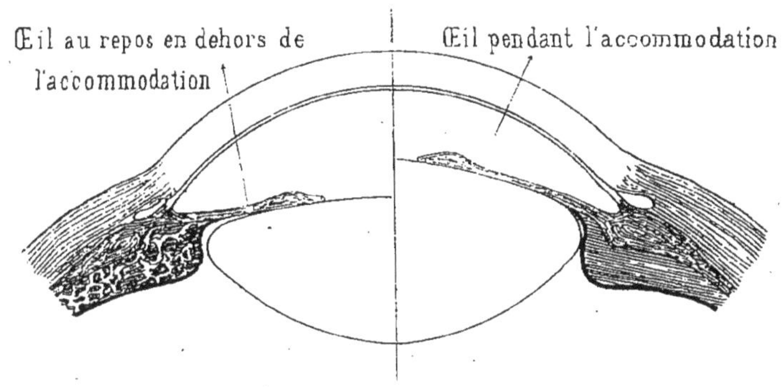

Fig¹. 2

Foyer des rayons divergents c'est à dire émanant d'objets rapprochés

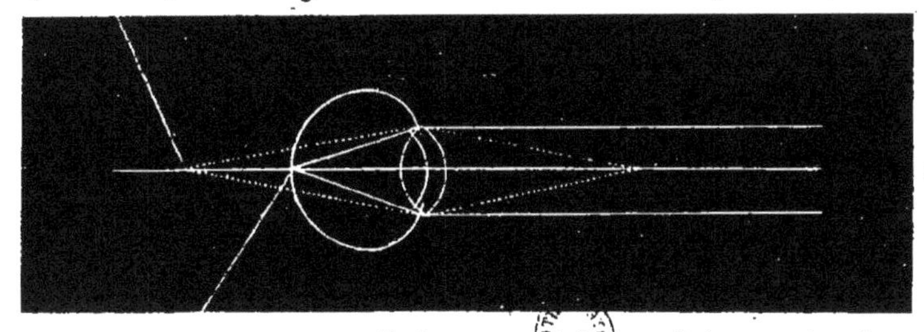

Foyer des rayons parallèles ou émanant d'objets très eloignes

soit *en arrière*, ce sont les *hypermétropes ;* soit *en deux ou plusieurs points* échelonnés sur le diamètre antéro-postérieur de l'œil, ce sont les *astigmates.* (Voir la *planche* 2.)

Autrefois, l'on croyait que, si le foyer des rayons parallèles ne tombe pas sur la rétine, mais bien en avant chez le myope, c'est parce que la lentille oculaire est trop réfringente. Aujourd'hui l'on sait que cela a presque toujours lieu ainsi, parce que l'écran rétinien, dans l'œil myope, a été reculé et reporté en arrière du point focal, par suite d'un allongement du diamètre antéro-postérieur de l'œil. Cet allongement de l'œil est le résultat d'une scléro-choroïdite qui survient le plus souvent pendant la vie intra-utérine.

Le trouble visuel que l'on note dans cette maladie est à présent facile à comprendre. Les myopes ne voient pas au loin ; à cette distance, leur vue est voilée par une sorte de brouillard ou de brume qui empêche d'apprécier les détails des objets éloignés. Pour que ces objets deviennent distincts, il faut qu'ils soient rapprochés de l'œil assez pour que leur image soit reportée en arrière jusqu'au point où elle rencontre la rétine. Donc, dans la *myopie,* le *brouillard fonctionnel* existe seulement dans la vision éloignée et disparaît lorsque la vue s'exerce sur des objets rapprochés. On juge du degré de la myopie par le rapprochement plus ou moins grand qu'il faut imprimer aux objets pour qu'ils soient vus sans brouillard et très-nettement.

Voici le traitement de cette affection : pour corriger cette anomalie et permettre au myope de voir au loin comme tout le monde, il faut nécessairement reporter sur la rétine l'image des objets éloignés qui se forme en avant d'elle. On pourrait atteindre ce résultat en reportant la rétine en avant au point focal principal, là où se forme l'image ; mais l'écran rétinien étant hors de notre sphère d'action, il faut chercher un autre moyen qui est celui-ci ; il suffit de diminuer la force réfringente de la lentille oculaire qui est bi-convexe par l'adjonction devant l'œil d'une lentille divergente ou bi-concave, qui agit par conséquent en sens inverse. Si ce verre est convenablement choisi par rapport au degré de la myopie, il augmentera la distance focale de l'œil et le foyer atteindra l'écran rétinien. (Voir la figure n° 2, planche II.)

 La seconde anomalie de la réfraction est l'*hypermétropie*. Dans cette maladie, il arrive le contraire de ce que nous avons noté chez le myope ; les rayons parallèles forment leur foyer derrière l'écran rétinien. La cause de ce fait réside non pas dans une diminution de la puissance réfringente de la lentille oculaire, mais bien dans un raccourcissement du diamètre antéro-postérieur de l'œil ; de nombreuses mensurations l'ont prouvé.

La conséquence de cette anomalie, au point de vue du trouble visuel qui la caractérise, est celle-ci : chez l'hypermétrope, la vue des objets éloignés est possible et même est bonne, grâce à l'intervention du muscle ciliaire, qui se contracte déjà à ce moment pour ramener l'image sur la rétine, tandis qu'il est au repos chez l'emmétrope dans les mêmes conditions. Mais dans la vision rapprochée, l'hypermétrope a besoin d'une quantité de réfraction supplémentaire ou dynamique bien supérieure à celle que réclame l'œil emmétrope ; le muscle ciliaire sera donc obligé de faire des efforts exagérés, au-dessus de ses forces ; il les fournira bien pendant un certain temps, plus ou moins long, selon le degré de l'hypermétropie ; mais il finira bientôt par se lasser et refuser tout service ; dès lors l'image reprendra sa place en arrière de la rétine et la vue sera très-altérée.

En conséquence, dans l'*hypermétropie*, le brouillard fonctionnel présente les caractères suivants : il n'existe pas pour la vision au loin ; il apparaît seulement dans la vision rapprochée , la lecture, par exemple, non pas dès le début, mais seulement après une certaine durée de cet exercice ; il est compliqué, en outre, d'une fatigue périorbitaire qui constitue un excellent symptôme adjuvant pour le diagnostic.

Pour remédier à cet état de choses, il faut procéder ainsi : ne pouvant reculer l'écran rétinien afin de le reporter au foyer, il faut augmenter la puissance réfringente de la lentille oculaire, afin de diminuer sa distance focale et, par là, ramener son foyer sur la rétine. Pour atteindre ce résultat, il suffit de l'adjonction à l'œil d'une lentille bi-convexe ou convergente d'un numéro approprié au degré de l'hypermétropie.

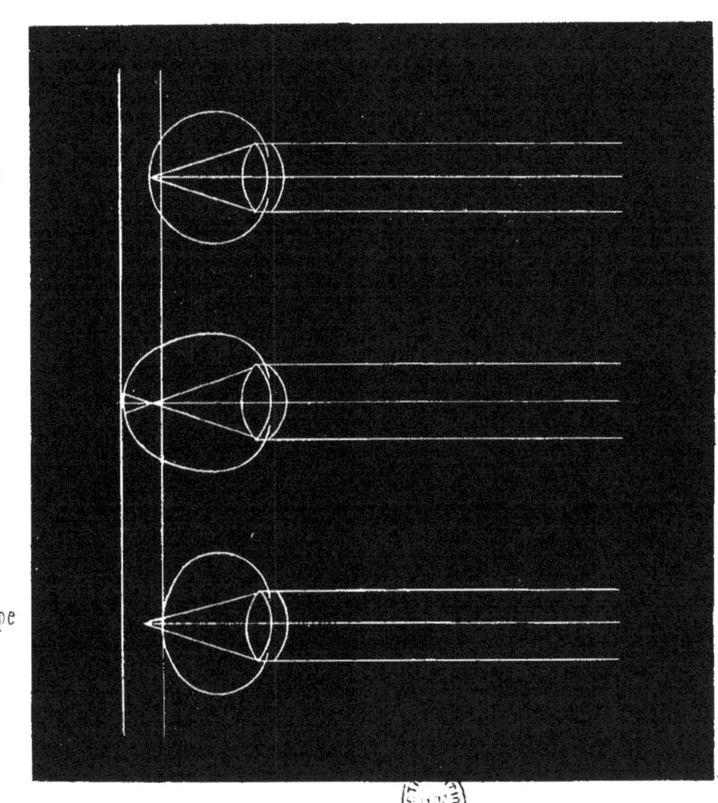

Œil Emmétrope
ou normal
Œil Myope
Œil Hypermétrope

La troisième anomalie de la réfraction est l'*astigmatisme*. Dans 3° Astigmatisme. cette affection, la lentille oculaire ne fait pas converger les rayons lumineux au même point ; en d'autres termes, elle ne forme pas un foyer unique, mais bien deux ou plusieurs foyers secondaires, échelonnés sur le diamètre antéro-postérieur de l'œil. Par conséquent, la rétine ne reçoit qu'une fraction des rayons convergents. La cause de cette singulière affection réside dans ce fait que les divers méridiens de la lentille oculaire ne possèdent pas la même puissance de réfraction ; et il en est ainsi parce que cette lentille n'est pas régulièrement convexe dans ses diverses surfaces de séparation. Ce défaut de régularité dans la courbure a son siége à peu près constant sur la surface antérieure de la cornée, qui, dans ces cas, a été le plus souvent déformée par ces interminables kérato-conjonctivites de l'enfance. Pour ramener cet œil à l'état normal, il faut corriger séparément le méridien ou les méridiens de l'œil qui sont en défaut, sans toucher à ceux qui forment exactement leur foyer sur la rétine. On y arrive très-bien par des verres particuliers, appelés verres cylindriques, qui n'agissent que sur le méridien défectueux.

Le brouillard physiologique, qui trouble la vue de l'astigmate, présente le plus souvent à peu près les mêmes particularités que celui de l'hypermétrope. Ainsi l'astigmate peut, en général, lire pendant un certain temps avec assez de facilité. Ce n'est qu'après un moment de cet exercice que la vue est troublée par l'apparition d'un brouillard qui s'accompagne également de douleurs péri-orbitaires. Mais, à l'inverse de ce qui a lieu chez l'hypermétrope, la vue chez l'astigmate ne possède jamais une netteté complète ; elle est toujours altérée par un brouillard très-léger, il est vrai, au début, et qui va sans cesse croissant. En outre, le malade atteint d'astigmatisme voit les objets déformés ; ainsi, un cercle rond lui paraîtra ovale, et les lumières blanches lui apparaissent irisées vers leurs bords. Ces deux phénomènes complémentaires ne se montrent pas dans l'hypermétropie pure.

J'arrive aux anomalies ou maladies de l'accommodation.

On sait que l'accommodation consiste dans la réfraction supplémentaire ou de réserve que le muscle ciliaire peut produire à chaque instant en augmentant les courbures du cristallin. Cette réfraction nouvelle, ajoutée à la réfraction statique, est indispensable pour la vision de près ; la réfraction statique suffit seulement pour voir au loin.

Les maladies de l'accommodation provoquent donc un trouble dans la vision rapprochée, pour la lecture, par exemple.

1er CAS. *Paralysie du muscle ciliaire.* Je suppose que le muscle ciliaire soit paralysé en partie ou en totalité, qu'arrivera-t-il? Le muscle ciliaire ne pourra plus courber suffisamment le cristallin pour les besoins de la vision rapprochée ; dès lors, le malade sera dans l'impossibilité de lire à la distance ordinaire de 25 ou 30 centimètres ; il sera obligé d'éloigner beaucoup les caractères, qui deviendront de ce fait indistincts. C'est là ce qui se produit lorsqu'on paralyse le muscle ciliaire en instillant dans l'œil une solution d'atropine. Pour corriger cet état de choses, il faut placer devant l'œil un verre convergent qui apporte à la lentille oculaire l'appoint de réfraction que le muscle ciliaire ne peut plus lui fournir.

Donc, dans la paralysie ou la parésie ciliaire, le brouillard fonctionnel n'existe pas pour la vue éloignée, mais seulement pour la vision rapprochée, comme dans l'hypermétropie. Seulement il se distingue de cette anomalie de la réfraction par la dilatation et l'immobilité de la pupille, la concomitance de la paralysie de plusieurs autres muscles de l'œil le plus souvent, et surtout parce que le brouillard existe constamment dans la vue rapprochée, tandis qu'il n'apparait pas dès le commencement dans l'hypermétropie.

2e CAS. *Presbytie.* Le presbyte voit également très-bien les objets éloignés comme auparavant, à moins qu'il ne fût myope ; mais la vue rapprochée (lecture) devient difficile ou même impossible à la distance ordinaire de 25 ou 30 centimètres. S'il en est ainsi, ce n'est pas que le muscle ciliaire ait perdu sa force contractile ; il est probable qu'il la conserve presque intacte ; c'est très-probablement parce que le cristallin a perdu sa mollesse et son élasticité et s'indure avec l'âge ; il devient donc de plus en plus réfractaire à l'action du muscle ciliaire, qui ne peut plus le courber comme autrefois. Il faut donc intervenir pour la vision de près avec des verres convergents qui fournissent le supplément de puissance réfringente indispensable. Elle se corrige donc, comme l'hypermétropie et la paralysie ciliaire, dont elle est cependant distincte au point de vue étiologique.

3ᵉ CAS. La dernière affection de l'accommodation est le spasme du muscle ciliaire, que l'on peut provoquer artificiellement avec la *calabarine*. Elle est caractérisée anatomiquement par une contracture exagérée et permanente du muscle ciliaire, ce qui a pour effet de produire le trouble visuel qui caractérise la myopie, c'est-à-dire vision très-rapprochée, nette, et vision confuse au delà de 30 ou 40 centimètres, à cause de l'apparition du brouillard fonctionnel. Mais, tandis que la pupille est plutôt dilatée et très-mobile dans la myopie, elle est très-resserrée et immobile dans le spasme du muscle ciliaire.

Je résume toute cette discussion en lui donnant la forme d'un problème : je me place en face d'un malade atteint d'une affection intra-oculaire, c'est-à-dire accusant un trouble visuel sans lésion apparente au dehors ; car c'est ainsi que le fait se présente généralement dans ces cas, excepté s'il s'agit d'un glaucome ou d'une irido-choroïdite , ou encore d'une cataracte très-avancée ; il s'agit de déterminer sa maladie sans le secours d'aucun instrument. Voici la manière de procéder à cet interrogatoire, qui doit être très-précis. La première question que je lui adresse es celle-ci : Qu'est-ce qui vous empêche de voir? Il répondra presque toujours, si je l'oblige à préciser : « Je ne sais, c'est une sorte de vapeur ou de brouillard. »

Deuxième question : Mais ce brouillard, *quand* et *comment* le voyez-vous ? S'il me répond : « C'est une sorte de vapeur que je vois constamment, sans trève ni repos, en avant de mes yeux, entre mon regard et l'objet que je veux voir », j'ai acquis la certitude qu'il est atteint d'une affection organique soit de la lentille, soit de l'écran oculaires. Si, au contraire, il répond que ce brouillard n'existe pas toujours, mais seulement à certains moments du jour, ou bien pour certaines distances, je puis affirmer, sans crainte d'erreur, qu'il s'agit là d'une anomalie de la réfraction et

de l'accommodation, curable sur-le-champ par un verre correcteur approprié.

Troisième question : Je cherche maintenant ce verre correcteur, et, pour cela, je l'interroge au sujet des variétés d'aspect
de ce brouillard intermittent ou fonctionnel,

J'apprends que ce brouillard intermittent n'existe pas dans la
vision très-rapprochée, et n'apparaît que lorsqu'il cherche à voir
à une certaine distance ; je reconnais aussitôt une myopie ou un
spasme du muscle ciliaire. L'état de la pupille m'édifie ensuite
complètement sur celle de ces affections qui est en cause. Au
contraire, il me raconte qu'il voit très-bien au loin ; c'est seulement la vue rapprochée, la lecture, par exemple, qui est troublée et voilée par une sorte de brouillard ; je pense aussitôt à
l'une de ces trois affections, hypermétropie, presbytie et parésie
ciliaire. Pour préciser davantage, je demande encore quelques
détails : j'apprends, par exemple, que ce n'est pas dès le début
de la lecture que la vue rapprochée est défectueuse, mais seulement après une certaine durée de cet exercice, avec accompa-
gnement de fatigue périorbitaire, j'affirme alors l'existence de
l'hypermétropie pure ou compliquée d'astigmatisme ; en l'absence de ce renseignement, je déclare, au contraire, qu'il s'agit
de la presbytie ou d'une paralysie ciliaire ; mais si la pupille est
contractile et plutôt resserrée, j'affirme la presbytie.

CHAPITRE TROISIÈME.

Diagnostic des affections organiques de l'intérieur de l'œil.

§ 1. — *Des moyens divers de diagnostic de cette seconde catégo-*
rie des maladies intra-oculaires.

Les recherches que j'ai faites jusqu'à ce jour ne me permettent
pas encore d'affirmer que le *brouillard organique* présente dans chacune de ces affections des particularités caractéristiques à l'aide
desquelles on puisse les reconnaître et les différencier d'une manière sûre et facile. — J'ai lieu d'espérer qu'il en est ainsi. Mais
la question, pour être complétée dans cette nouvelle direction,
réclame de nouvelles recherches.

En conséquence, je dois à la vérité de dire qu'actuellement et
jusqu'à plus amples informations, si l'on veut arriver à acquérir
une certitude absolue au sujet du siége et de la nature d'une affection organique intra-oculaire, il faut encore recourir à l'emploi
de l'ophthalmoscope.

Il est bien vrai que, le brouillard organique ayant révélé une
maladie organique, on peut, en se jetant dans des chemins de tra-
verse et faisant appel à des signes autres tirés également des
commémoratifs, arriver à spécifier un certain nombre de ces maladies, sans le secours d'aucun instrument.

Je prends pour exemple les phénomènes des *mouches* qui ac-
compagnent dans certains cas le brouillard organique. Ce symptôme, lorsqu'il existe, constitue un très-utile complément pour le
diagnostic, si l'on sait en tirer parti. — D'après les nombreuses
observations que j'ai recueillies à cet égard, l'on peut d'abord di-
viser les mouches en deux grandes catégories, au point de vue de

leur coloration : les unes sont *claires, ou mieux, incolores,* et les *autres sont noires.* Les premières ont presque toujours leur raison d'être dans une altération de la rétine ; elles dénotent qu'il existe sur cette membrane quelques points torpides ou atrophiés. Elles ne revêtent pas à proprement parler l'aspect de mouches ; elles sont, au contraire, des trous et des lacunes existant sur le champ visuel ; et la dénomination de *scotomes* doit leur être exclusivement réservée.

Les *mouches ou taches noires,* au contraire, révèlent sûrement des opacités de la lentille oculaire ; car elles sont la résultante de l'ombre que ces opacités projettent sur la rétine ; c'est pourquoi elles sont noires, ou au moins foncées. — Ces taches noires, elles-mêmes, ont des caractères particuliers, selon qu'elles résultent d'opacités ayant leur siége dans l'humeur vitrée, ou dans le cristallin. Les taches noires symptomatiques d'opacités dans le corps vitré, sont presque toujours mobiles dans tous les sens : elles voltigent à torts et à travers. Celles, au contraire, dont la cause est une opacité cristallinienne, ne se meuvent qu'avec l'œil et dans le même sens que lui ; elles le suivent très-exactement dans ses diverses excursions. Je puis affirmer que cette règle, sans être absolue, ne comporte qu'un très-petit nombre d'exception et peut rendre de grands services dans la pratique. On peut la formuler ainsi : *Les mouches ou taches noires, mobiles dans tous les sens et à tort et à travers, révèlent l'existence d'une opacité et par conséquent d'une lésion organique de l'humeur vitrée ; les points ou les taches noires, au contraire, qui se meuvent seulement avec le globe oculaire et dans le même sens que lui, dénotent presque invariablement une cataracte au début ou en voie d'évolution.*

Par une observation attentive et minutieuse des faits, on pourrait, je crois, retirer des indications semblales de l'aspect et de la couleur des flammes que voient tous ou presque tous les malades atteints d'un autre groupe de maladies organiques ayant leur siége primitif sur l'écran oculaire ; je citerai, en particulier, les affections glaucomateuses, les diverses retinites , les névrites optiques, etc. — En mettant à profit ces éléments de diagnostic, mieux étudiés et classés avec méthode, on pourrait, certainement, dans un grand nombre de cas, achever le diagnostic précis de l'affection organique, sans instrument, uniquement à l'aide des commémoratifs. Mais, je le répète, jusqu'à ce que de nouvelles recherches aient complété cette méthode, le diagnostic des affections organiques de l'intérieur de l'œil, pour être sûr et précis, exige nécessairement l'intervention de *l'ophthalmoscope.*

Cependant, deux genres d'affections organiques intra-oculaires font exception à cette règle, ce sont le *glaucome* ou mieux les affections glaucomateuses et *l'irido-choroïdite* qui se révèlent mieux par des signes extérieurs que par l'examen ophthalmoscopique ; celui ci même est souvent inapplicable dans ces deux cas. Les cataractes bien confirmées sont dans le même cas.

Mais il n'en est pas moins vrai que le diagnostic de l'immense généralité des maladies organiques de l'intérieur de l'œil réclame impérieusement le secours de l'ophthalmoscope.

Seulement, ce qui arrête et rebute la plupart des médecins dans l'étude de *l'ophthalmoscopie,* c'est qu'ils s'égarent dans ce dédale de détails infimes et de subdivisions à l'infini dont on a surchargé les maladies qui sont du ressort de l'ophthalmoscope. Aussi, j'espère, en présentant un tableau succinct et synthétique de ces diverses affections, tableau ne comprenant que les notions et faits essentiels, réconcilier le plus grand nombre des praticiens avec cette étude et cette méthode d'investigation, qui donne des résultats si merveilleux, au point de vue de la précision du diagnostic, du pronostic et souvent aussi du traitement.

Les maladies organiques intra-oculaires se divisent naturellement en deux groupes bien distincts, selon que la lésion atteint les *milieux transparents* ou bien les *membranes profondes.*

Je vais les étudier successivement ; mais il reste bien entendu que cette étude est faite principalement au point du vue du diagnostic.

§ 2. — *Maladies organiques des milieux transparents.*

Toute maladie organique de ces milieux, quelle qu'elle soit, a pour effet inévitable de troubler leur transparence et d'engendrer des opacités. De là, des troubles persistants de la vue qui se traduisent par un brouillard organique ou permanent.

Le diagnostic de ces affections se réduit donc à reconnaître l'existence et le siége précis de ces opacités. Nous avons vu plus haut que les renseignements fournis par le malade nous procurent déjà de très-utiles indications sur ce sujet, en nous révélant l'existence de taches noires, volantes et mobiles dans tous les sens (opacités du corps vitré), ou bien régulièrement mobiles avec le globe oculaire, dans le même sens et en même temps que lui (opacités du cristallin).

Mais il existe deux méthodes d'exploration directe qui nous permettent d'établir ce diagnostic avec une grande précision et une facilité extrême : ce sont *l'éclairage oblique* et *l'éclairage direct.*

L'éclairage oblique consiste à réunir au foyer d'une lentille convexe les rayons lumineux émanant d'une forte lampe et à diriger ce foyer sur le point de l'œil que l'on veut observer, afin de l'inonder de lumière et mettre en évidence ses plus minces détails ; de cette façon, la plus légère opacité de la cornée ou du cristallin apparaît sous la forme d'un point ou d'une plaque grise ou blanchâtre. Mais ce procédé ne permet pas d'explorer l'hémisphère postérieur de l'œil, le corps vitré, par exemple, qui est inaccessible à ce moyen.

L'éclairage direct, au contraire, révèle d'une façon admirable les opacités de l'humeur vitrée aussi bien que celles de la cornée ou du cristallin. Il consiste à éclairer le fond de l'œil avec le réflecteur ou miroir de l'ophthalmoscope ; s'il existe une opacité quelque part sur la lentille oculaire, il est bien évident qu'elle projettera une ombre sur l'écran rétinien ; elle apparaîtra donc sous la forme d'un point, d'une strie ou d'une tache presque toujours *noires.* Quelquefois, cependant, comme dans le synchisis étincelant, ces taches sont brillantes, jaunes ou douées d'une autre coloration ; mais cette exception est bien rare. Les taches noires, correspondant aux opacités du corps vitré, règle générale, flottent et s'agitent dans tous les sens ; c'est là leur signe caractéristique ; aussi les appelle-t-on *corps flottants de l'humeur vitrée.* Mais les opacités qui ont leur siége dans la cornée ou le cristallin apparaissent sous la forme de points ou taches *noires* qui se meuvent seulement avec le globe oculaire et dans le même sens que lui. Ce ne sont donc plus des corps flottants

Traitement des affections organiques des milieux tranparents.
— La thérapeutique des diverses opacités de la lentille oculaire
est variable selon le siége de la lésion. Les opacités du cristallin
constituent les diverses espèces de cataractes et réclament généralement une intervention chirurgicale. — Celles, au contraire,
qui résident dans le corps vitré, sont le plus souvent, au point
de vue de leur cause originelle, sous la dépendance d'une affection de la choroïde. Le traitement devra donc s'adresser généralement à la choroïde, et sera conséquemment indiqué à l'article
qui traite des affections de cette membrane.

§ 3. — *Maladies organiques de l'écran oculaire.*

L'on est dans l'habitude de désigner sous le nom de membranes
profondes de l'œil la rétine, la choroïde et la papille optique ou
extrémité intra-oculaire du nerf optique, parties que l'on peut aisément explorer avec l'ophthalmoscope. Il n'en est pas de même des
autres parties complémentaires de l'écran oculaire, à savoir le
nerf optique dans sa continuité et la portion optique de l'encéphale; leur exploration directe est impossible. Néanmoins, lorsqu'elles sont malades, elles viennent toujours, après un laps de
temps plus ou moins considérable, refléter leurs souffrances sur
la papille optique et quelquefois aussi sur la zone péripapillaire
de la rétine. C'est là qu'il faudra chercher à se renseigner sur
leur manière d'être ; car c'est là que l'on peut toujours, à un moment donné, reconnaître et jusqu'à un certain point préciser les
maladies organiques de ces parties constitutives du sens visuel,
qui semblaient par leur situation devoir se dérober à tout jamais
à nos moyens d'investigation directe.

§ 4. — *Aspect physiologique du fond de l'œil examiné avec l'ophthalmoscope.*

Avant d'aborder l'étude des maladies des membranes profondes
de l'œil, il est indispensable de bien connaître l'image ophthalmoscopique normale, c'est-à-dire l'aspect général que présente le

fond de l'œil vu avec l'ophthalmoscope, en dehors de toute atteinte morbide. — De cette manière, l'on ne s'expose pas, comme cela arrive trop souvent, à prendre pour des lésions organiques des variétés d'aspect qui sont tout à fait physiologiques.

A l'état normal, l'image ophthalmoscopique se présente sous l'aspect d'une surface rouge orangé, sur laquelle s'étale un élégant réseau vasculaire et se dessine près de son centre une petite surface arrondie, d'un blanc rosé.

Le fond rouge orangé est fourni par la choroïde ; le réseau vasculaire par les vaisseaux de la rétine et la petite lune grise ou blancrosé, par la papille optique ou extrémité intra-oculaire du nerf optique.

En dehors de toute altération pathologique, chacune de ces parties présente, selon les individus, des variétés d'aspect très-importantes que je vais exposer succinctement ; car il importe d'abord de se familiariser avec elles.

1° *Choroïde.* — A l'état physiologique, la teinte rouge orangé propre à la choroïde, peut, d'après les sujets observés, offrir deux types principaux ; tantôt elle est d'un rouge uniforme, tantôt, au contraire, d'un rouge marbré d'espaces *noirs* ou *clairs*, qui impriment au fond de l'œil un aspect tigré lorsqu'ils sont noirs, ce qui est très-fréquent. La raison anatomique de ces deux variétés d'aspect de la choroïde réside dans la quantité de pigment que contient la couche interne ou épithéliale de cette membrane. Lorsque la coloration rouge du fond de l'œil *est uniforme,* c'est que l'épithélium choroïdal contient de nombreuses granulations pigmentaires noires, et ne laisse que soupçonner la teinte rouge du stroma ou corps de la choroïde, sans permettre d'apercevoir les détails de sa structure. Mais lorsque la coloration rouge du fond de l'œil est *marbrée,* c'est que la couche épithéliale, contenant peu de pigment, laisse voir par transparence les détails du stroma choroïdien, ses nombreux vaisseaux rouges et ses espaces intervasculaires, qui sont eux-mêmes *noirs* lorsqu'ils sont gorgés de pigment, ou *clairs* et même *blancs* lorsqu'ils en contiennent peu ou même point, comme chez l'albinos.

Ce qu'il importe de retenir de cette discussion est relatif à l'aspect tigré du fond de l'œil, qui est souvent pris pour un état pathologique : cet aspect est physiologique lorsque les espaces

noirs existent sur toute l'étendue du fond de l'œil, en dehors de la
papille ; qu'ils sont régulièrement espacés et affectent tous la
même configuration. Au contraire, lorsque ces taches noires n'apparaissent que sur un espace restreint de l'image ophthalmoscopique ; qu'elles ne se ressemblent pas entre elles et paraissent
jetées sans ordre et comme au hasard, c'est qu'alors il existe une
maladie de la choroïde. Nous verrons même, à propos des affections de cette membrane, que ces masses pigmentaires noires et
irrégulières, constituent le seul signe certain et pathognomonique
de la choroïdite.

2° *La papille optique,* pour que son intégrité parfaite soit hors
de doute, doit présenter les trois caractères suivants, qui sont
constants à l'état normal : 1° elle doit avoir une forme arrondie ;
lorsqu'elle est ovale, cette déformation est l'indice presque certain de l'anomalie de la réfraction désignée sous le nom d'astigmatisme ; 2° ses bords doivent être nets et parfaitement délimités ;
s'ils sont diffus et indistincts, c'est qu'il existe une névrite optique
ou une névro-rétinite ; 3° enfin, elle doit être d'une couleur blanche ou grise, mais pénétrée de rose ; cette teinte rosée est due à
la présence dans la papille de vaisseaux capillaires nourriciers
descendant de l'encéphale avec les tubes nerveux ; lorsqu'elle fait
défaut, c'est qu'il existe une atrophie de la papille. Les auteurs
classiques, au lieu d'insister sur ces trois caractères essentiels,
s'attachent surtout à décrire dans la papille trois zones qui sont
loin d'être constantes : une zone centrale, correspondant à la lame
criblée ; lorsqu'elle existe, elle est blanche et le plus souvent légè-
rement excavée ; lorsqu'elle est fortement excavée, elle a reçu le
nom d'excavation physiologique, qu'il faut bien se garder de con-
fondre avec l'excavation pathologique, propre au glaucome, dans
laquelle la *papille toute entière* est refoulée en arrière. — Une
zone moyenne, la plus large de toutes, d'un gris rosé, correspondant aux fibres nerveuses du nerf optique, au moment où ces
fibres s'épanouissent en éventail pour aller former la rétine ; enfin une zone externe, très-étroite, qui correspond au rebord de la
sclérotique, que la choroïde ne recouvre pas en entier ; elle apparaît
donc sous la forme d'une ligne blanche circulaire, le plus souvent
incomplète. — Ces trois zones ne possèdent qu'une importance
secondaire, parce qu'elles peuvent manquer, et le clinicien ne de-

vra rechercher que les trois premiers caractères de la papille, à savoir : sa *forme arrondie*, sa *coloration rosée* et la *netteté de ses bords*.

3° La rétine, à l'état normal, est transparente et complètement invisible ; aussi laisse-t-elle voir sans difficulté la teinte rouge de la choroïde. On ne doit voir de la rétine, que ses vaisseaux, qui émergent du centre de la papille et forment cet élégant réseau vasculaire qui apparaît avec tant d'évidence sur le fond rouge de la choroïde. Lorsque la rétine est visible sous la forme d'un nuage gris blanchâtre qui voile et cache en partie la choroïde ainsi que les vaisseaux rétiniens, c'est qu'il existe une infiltration rétinienne, indice certain d'une rétinite ou d'une névro-rétinite, ou tout au moins d'un œdème rétinien. — Le réseau vasculaire de la rétine est très-apparent ; il s'étale sur un plan antérieur à celui occupé par le choroïde. Les artères rétiniennes se distinguent des veines par un calibre plus petit et une teinte rouge plus vermeille. Jamais, à l'état physiologique, les artères de la rétine ne présentent de battements ; lorsqu'on observe ce phénomène dans un examen ophthalmoscopique, on peut affirmer qu'il existe une affection glaucomateuse, c'est-à-dire un trop plein de l'œil, excès de tension intra-oculaire. Les veines, au contraire, sont fréquemment le siége de pulsations, en dehors de toute affection morbide de l'œil ; par conséquent ce phénomène n'a aucune signification séméiotique.

A l'aide de ces notions, nous pouvons aborder et résoudre toutes les questions relatives aux diagnostics des affections organiques de l'écran oculaire.

§ 5. — *Maladies de la choroïde.*

Les maladies de la choroïde occupent une place importante dans la pathologie intra-oculaire, d'abord par leur fréquence, qui est excessive, et puis par l'influence fâcheuse qu'elles exercent sur certaines parties situées dans son voisinage, principalement sur le corps vitré et la rétine. Ainsi le corps vitré ne tarde pas à souffrir dans sa nutrition et devient bientôt le siége d'opacités, lorsque la choroïde est malade, par la raison bien simple qu'il ne reçoit plus dans la proportion nécessaire, et avec les qualités indispensables, ses éléments nutritifs, qui lui sont fournis par cette membrane. D'autre part, la rétine qui est adjacente, mais non adhérente à la choroïde, ne tarde pas à participer par voie de propagation aux lésions de cette membrane, ce n'est qu'à ce moment qu'apparaissent les troubles de la vue, car, lors même que la choroïde est altérée, la vision n'est que peu troublée tant que la rétine est indemne ou que les milieux réfringents ont conservé leur transparence.

Les maladies de la choroïde qui constituent réellement des entités morbides sont au nombre de trois seulement : la *choroïdite aiguë* ou irido-choroïdite, la *choroïdite séreuse* ou glaucome et la *choroïdite chronique*. Je l'ai déjà dit, les deux premières affections sont un peu hors de notre cadre, puisque le plus souvent, elles ne sont pas du ressort de l'ophthalmocospe, et se révèlent par des signes extérieurs parfaitement appréciables à l'œil nu. Ainsi, l'on reconnaît l'irido-choroïdite par la participation de l'iris à l'inflammation choroïdienne et aussi par des douleurs ciliaires particulières. — Le glaucome, d'autre part, est surtout caractérisé par la dilatation et l'immobilité de la papille, l'insensibilité de la cornée, des douleurs ciliaires très-vives et surtout par l'augmentation de la dureté du globe oculaire. L'ophthalmoscope ne fournit le plus souvent qu'un appoint insignifiant pour le diagnostic de ces deux affections, si ce n'est, toutefois, dans le glaucome ; dans cette dernière affection, il révèle des modifications particulières et caractéristiques du côté de la papille, dont il sera parlé ultérieurement lorsque j'aborderai l'étude des maladies de la papille. En deux mots, ces altérations consistent en une excavation totale de la papille, qui est repoussée en masse sur un plan plus reculé, et aussi en un battement de l'artère centrale de la rétine ; la constatation de ces modifications papillaires donne une certitude absolue au sujet de l'existence d'une affection glaucomateuse ; elle est donc très-utile dans certains cas douteux de glaucome lent et chronique. Mais il n'en est pas moins vrai que le plus souvent les symptômes extérieurs, parfaitement appréciables à l'œil nu, suffisent pour affirmer l'existence d'un glaucome.

La thérapeutique est aujourd'hui parfaitement fixée, relativement au glaucome. L'on sait, en effet, depuis les belles recherde de Græfe sur ce sujet, que l'iridectomie est la seule méthode curative de cette grave affection. Seulement, il ne faut pas oublier que l'efficacité de cette opération est d'autant plus grande qu'elle est pratiquée plus près du début de l'accès glaucomateux ; par conséquent, en face d'une attaque de glaucome, le médecin ne doit pas, comme cela arrive trop souvent, perdre un temps précieux à épuiser la série des palliatifs qui n'enrayent presque jamais la maladie ; il faut immédiatement éclairer le malade sur sur son véritable intérêt et pratiquer aussitôt l'iridectomie.

La térapeutique est loin d'être aussi complètement édifiée sur le meilleur traitement à opposer à l'irido-choroïdite, qui est cependant une maladie bien fréquente et bien grave, puisque, abandonnée à elle-même, elle conduit presque fatalement à la cécité. En face de cette cruelle affection, l'on est généralement dans l'habitude de recourir au traitement révulsif sous toutes ses formes (purgatifs drastiques, vésicatoires, cautères, etc.), avec l'adjonction d'un collyre atropiné, qui est un très-utile adjuvant pour empêcher l'iris de contracter des adhérences, ce qui est hors de doute, et aussi pour jouer un rôle antiphlogistique particulier sur le système vasculaire de l'iris et des procès ciliaires, ce qui est bien moins démontré. Mais il arrive trop souvent que ce traitement reste inefficace dans ces sortes d'affections. Il ne faut donc pas s'attarder dans ce mode de traitement, qui ne possède en réalité qu'une valeur bien minime. Que faut-il donc faire et entreprendre dans ce cas ? — Lorsque l'impuissance du traitement sus-indiquée a été bien démontrée, il ne faut pas rester les bras croisés, comme on le fait généralement aujourd'hui ; je pense que l'on doit traiter alors ces affections et le plus tôt possible, comme le glaucome, par l'iridectomie. Je n'ai pu observer les effets de cette opération dans ces conditions particulières que dans un petit nombre de cas encore ; mais généralement alors elle possède une propriété vraiment curative de l'irido-choroïdite et à bref délai. Seulement, ici encore, il ne faut pas attendre trop longtemps ; du reste, pourquoi redouter l'intervention chirurgicale, alors que le traitement médical s'est montré impuissant et que l'œil marche vers une perte complète, en compromettant même l'autre par une irritation sympathique.

Choroïdite chronique et ses diverses variétés. — Si l'irido-

choroïdite et la choroïdite séreuse peuvent, à la rigueur, se pas·
ser de l'intervention de l'ophthalmoscope, il en est tout autrement pour la choroïdite chronique, dont l'existence ne peut être
révélée jusqu'à ce jour que par l'examen ophthalmoscopique.

La plupart des auteurs ont divisé à l'infini la choroïdite chronique, et de chacune de ces subdivisions ils ont fait autant d'entités morbides qui ont reçu les honneurs d'une description spéciale. Ainsi, ils ont distingué et décrit à part, au point de vue
anatomo-pathologique ; la *choroïdite congestive*, la *choroïdite
exsudative* ; la *choroïdite vasculaire* ; la *choroïdite atrophique*,
subdivisée elle-même en *généralisée* et *dissiminée* ; — puis encore,
au point de vue étiologique, la *choroïdite syphilitique*, la *choroïdite tuberculeuse* ; et enfin la *choroïdite staphylomateuse*, que
l'on retrouve chez tous les myopes.

Mais il me semble que c'est compliquer sans raison et sans profit l'étude des maladies de la choroïde et rebuter la plupart
des médecins par des détails trop minutieux et des redites fasti-
dieuses. Je crois, avec Maurice Perrin, qu'il est possible de sim-
plifier beaucoup l'étude de ces diverses espèces de choroïdites,
en les ramenant toutes à un type unique, la *choroïdite chronique
simple*. Pour prouver ce que j'avance, je vais les soumettre successivement à un examen critique. En premier lieu, pour ce qui
concerne la *choroïdite congestive*, nous devons éliminer sa description, puisqu'elle ne possède aucun signe connu et certain qui
permette d'affirmer son existence, tant qu'elle ne se révèle pas
par des signes autres qui sont ceux de la choroïdite chronique
confirmée. En second lieu, les choroïdites *exsudative, vasculaire,
atrophique* ne sont que la choroïdite chronique, prise à des
phases différentes de son évolution ou observée dans des conditions de localisation diverses ; par conséquent, elles ne méritent
pas une description à part. Il en est de même pour les choroïdites *syphilitique* et *tuberculeuse*, qui ne possèdent nullement un
cachet spécial, un aspect tellement tranché, qu'elles soient dignes
d'une description séparée ; c'est toujours la choroïdite chronique,
mais survenant chez un sujet en proie à la diathèse syphilitique
ou tuberculeuse.

Donc, en dehors de l'irido-choroïdite et du glaucome, dont il a
été déjà question, nous réduirons toute la pathologie de la cho-

roïde à la *choroïdite simple*, qui est le plus souvent chronique ; et pour éviter des redites stériles et ennuyeuses, nous en ferons une description unique, sauf à indiquer, chemin faisant, les particularités qu'elle présente, selon la localisation du travail morbide sur tel ou tel élément de la choroïde, selon la prédominance de telle ou telle phase et aussi selon la cause présumée de la maladie.

Nous sommes autorisés à entrer dans cette voie de réduction et de simplification, non-seulement par l'observation clinique, mais encore par cette considération anatomo-pathologique que la choroïdite chronique, quelle qu'elle soit, *syphilitique, exsudative, atrophique*, etc., dérive toujours du même processus morbide, dont voici, en résumé, l'évolution complète et à peu près constante : Dans la première période de la choroïdite, il survient une hyperplasie du tissu cellulaire contenu dans la choroïde, soit dans le stroma, soit dans les parois de ses vaisseaux ; cette exubérance cellulaire étrangle et atrophie pendant cette première phase les autres éléments de la choroïde, en particulier l'épithélium pigmentaire, dont les granulations sont déjetées çà et là sous la forme de taches noires irrégulières qui constituent le meilleur signe d'un état pathologique de la choroïde.

Dans une seconde période, ce tissu cellulaire de nouvelle formation subit la dégénérescence graisseuse et finalement disparaît à son tour. Dès lors la choroïde, réduite à une légère trame celluleuse, a subi une destruction complète au niveau des portions envahies par la maladie.

Voici maintenant ce qui a donné lieu aux nombreuses subdivisions que les auteurs ont fait subir à la choroïdite chronique. Lorsque ce travail d'hyperplasie cellulaire, dont le dernier terme est l'atrophie s'il n'est arrêté dans son évolution, se localise primitivement sur le tissu cellulaire des parois des vaisseaux de la choroïde, l'on a cette *choroïdite vasculaire* qui présente un aspect si étrange, à peu près celui d'un damier sur lequel alterneraient des cases noires et jaunes. Quand le travail morbide, menant de front la désorganisation de tous les éléments du tissu choroïdien, est arrivé à son dernier terme, c'est alors la *choroïdite atrophique*, qui peut être *généralisée, dissiminée ou localisée*, selon que la choroïde est atrophiée à peu près sur toute son étendue, ou seulement sur certains points isolés et disséminés, ou enfin sur une seule portion de sa surface. Lorsque, chemin faisant, cette choroïdite atrophique provoque ou est elle-même provoquée par des exsudats, on lui a donné dans ce cas le nom de *choroïdite exsudative*. Lorsque ces divers désordres surviennent chez un syphilitique, elle est appelée plus spécialement choroïdite syphilitique. Je passe sous silence la choroïdite tuberculeuse, dont l'existence est encore fort problématique.

Notons ici, en passant, que la choroïdite chronique sous ces diverses formes ou variantes, est presque toujours une maladie exclusivement locale. Elle ne dérive presque jamais de l'extension de l'état morbide d'une partie voisine; de même elle n'est jamais la résultante d'une affection générale, si l'on excepte toutefois la syphilis et peut-être aussi la tuberculose. Du moins, jusqu'à ce jour, l'observation n'a point encore démontré la relation de cause à effet entre le choroïdite et certaines affections générales autres que celle-là.

Mais s'il est légitime, à mon sens, de ramener à un seul type ces diverses variétés de choroïdites que je viens d'étudier, il n'en est pas de même de la choroïdite staphylomateuse ou myopique, qui doit être nettement séparée du type que je viens d'indiquer, à savoir de la choroïdite chronique simple. Ce n'est pas à dire que le processus morbide soit différent dans ces deux affections; il est bien toujours celui qui a été indiqué précédemment. Mais cependant la choroïdite staphylomateuse, qui a été encore appelée *scléro-choroïdite ou staphylome postérieur*, possède des caractères spéciaux très-importants qui en font une entité morbide à part. — Ainsi elle se développe presque toujours durant les premières années de l'enfance, peut-être même déjà dans le cours de la vie intra-utérine, pour continuer son évolution, en général, pendant les quinze ou vingt premières années de l'existence; elle est toujours localisée au pourtour du nerf optique, et, règle générale, sur son bord extrême, du côté de la *macula lutea*, elle s'accompagne toujours d'une participation au travail phlegmasique de la partie adjacente de la sclérotique; aussi cette membrane fibreuse, par le fait de cette phlegmasie, se ramollit et subit ensuite une extasie au pourtour du nerf optique; car ayant perdu de sa force de résistance elle se laisse refouler en arrière, entraînant avec elle la rétine qui, dès lors, ne se trouve plus au foyer principal de la lentille oculaire, mais bien en arrière de ce foyer. Les conditions dioptriques de l'œil sont donc changées par la choroïdite staphylomateuse, de manière à constituer cette anomalie de la réfraction si commune, désignée sous le nom de myopie. On le voit, la myopie est donc produite par un allongement du diamètre antéro-postérieur de l'œil ; et cet allongement de l'œil est lui-même produit par une choroïdite particulière, une scléro-choroïdite à marche lente, qui débute presque toujours dans les premières années de l'enfance pour faire, en général, des progrès incessants et presque réguliers jusqu'à l'âge de vingt ans ; elle fait des progrès rapides et dangereux pour l'acuité et l'intégrité de la vision, si l'organe visuel et surmené ou placé dans des conditions défectueuses d'éclairage pour l'application de la vue.

La choroïdite chronique simple, au contraire, se développe presque toujours à un âge assez avancé, en général après trente ans ; — loin d'avoir son siége de prédilection au pourtour de la papille, elle se fixe au hasard sur le fond de l'œil ; mais la différence la plus essentielle qui la sépare très-nettement de la choroïdite staphylomateuse, c'est qu'elle ne s'accompagne pas, règle générale, d'un travail phlegmasique concomitant et par suite d'une ectasie de la sclérotique ; dès lors, les conditions dioptriques de l'œil ne sont pas modifiées, vu que l'écran rétinien n'est pas transféré en arrière.

Voici maintenant un aperçu des signes ophthalmoscopiques essentiels et caractéristiques de la choroïdite chronique simple, ainsi que de la choroïdite staphylomateuse ou myopique.

Il existe seulement deux signes ophthalmosophiques qu'il importe de bien connaître pour porter un jugement assuré sur l'état morbide de la choroïde ; l'un donne une forte présomption et l'autre une certitude absolue en faveur d'une choroïdite chronique. Le premier signe est fourni par la disposition des vaisseaux rétiniens vis-à-vis des plaques exsudatives ou atrophiques que l'on peut trouver sur le fond d'un œil malade. En effet, lorsque ces vaisseaux rétiniens passent très-nettement au devant d'une plaque jaune ou blanchâtre existant sur l'image ophthalmoscopique, on dit que cette plaque d'exsudation et d'atrophie est dans l'épais-

seur de la choroïde et qu'il existe conséquemment une choroïdite.
Au contraire, lorsque les vaisseaux rétiniens plongent en partie
ou même se perdent complètement dans cette plaque, on pense
avec raison que c'est dans l'épaisseur de la rétine que sont situés ces exsudats, et qu'il existe une rétinite.

Cette dernière assertion est toujours exacte. Mais il n'en est pas
de même de la première, qui ne correspond pas toujours à la réalité. En effet, un exsudat peut être répandu dans les couches
externes de la rétine, et cependant les vaissaux rétiniens qui ,
cheminent dans les couches internes de cette membrane, ne seront ni voilés, ni obscurcis ; ils seront tout à fait sur un plan
antérieur, comme dans le cas d'un exsudat choroïdien. Mais ce
cas est rare, et lorsque les vaisseaux rétiniens passent très-dis-
tinctement au devant d'un exsudat, la présomption en faveur d'une
choroïdite sera presque toujours conforme à la réalité.

Mais le second signe donne une certitude absolue et vient heu-
reusement dissiper les doutes sus-indiqués. Il se déduit de la
présence de taches noires de pigment autour des altérations cho-
roïdiennes seulement. Ainsi, lorsque vers le pourtour de taches
exsudatives ou atrophiques, c'est-à-dire jaunes ou blanches, ou
sur la surface de ces plaques, ou enfin même loin de ces plaques,
on constate avec l'ophthalmoscope des amas noirs de pigment,
irréguliers et parsemés sans ordre ni symétrie, on peut sans hésiter, affirmer qu'il existe une choroïdite. Car ce phénomène,
appelé dans certains auteurs *macération du pigment*, ne se rencontre jamais dans la rétinite ; il se produit exclusivement dans
les maladies de la choroïde, dont il est le seul signe certain. Aussi,
quand il fait défaut, lors même que tous les autres signes militent
en faveur d'une choroïdite, il faut suspendre son jugement défi-
nitif jusqu'à son apparition. Ces taches noires, erratiques résultent de l'accumulation sur certains points des cellules pigmentaires déjetées et dispersées de tous côtés sur la surface choroïdienne par ce tissu cellulaire de nouvelle formation.

Ce sont ces masses pigmentaires qui provoquent presque toujours, par leur contact irritant, des complications du côté de la
rétine, dans les affections de la choroïde.

Traitement de la choroïdite chronique et de ses diverses variétés. — Je dois à la vérité de dire que le médecin est presque complètement désarmé en face d'une choroïdite chronique, à moins que le malade ne soit syphilitique ; dans ce cas particulier, on le soumettra avec grand avantage à l'usage des spécifiques. En dehors de là, le traitement se meut dans le cercle étroit des révulsifs et des dérivatifs ; cautères et purgatifs, telles sont les seules ressources, en général bien peu efficaces, qui s'offrent au praticien pour combattre la choroïdite chroniqne.

§ 6. — *Diagnostic des affections de la rétine.*

On peut, comme nous l'avons fait pour la choroïde, réduire beaucoup le nombre des maladies de la rétine. Ainsi, dans les traités spéciaux, on trouve des descriptions particulières et tout à fait à part pour la rétinite *albuminurique, glycosurique, syphilitique, leucémique* et *pigmentaire* et pour la *rétinite périvasculaire*, récemment découverte et décrite par Iwanoff. J'avoue que ces divisions ont plus de raison d'être que pour les choroïdites. Néanmoins, il me semble que l'on peut très-avantageusement, pour la clarté et la facilité de l'étude, ramener toutes ces variétés à un type unique, la rétinite chronique, dont les traits principaux et essentiels sont communs à toutes les variétés que je viens d'énumérer. Il suffira ensuite d'indiquer les particularités réellement propres à chacune d'elles. Toutefois, la rétinite pigmentaire présente un cachet tellement différent, qu'elle mérite une description toute particulière.

Voici un tableau succinct des symptômes et des lésions anatomiques de la rétinite chronique, qu'elle soit albuminurique, syphilitique ou autre. La rétine qui, dans les conditions normales, est transparente et invisible, s'infiltre de sérosité lorsqu'elle est malade et devient apparente avec l'aspect d'un nuage gris blanchâtre qui obscurcit l'image ophthalmoscopique et voile plus ou moins la choroïde, ainsi que les vaisseaux rétiniens dont il devient difficile de suivre le trajet. Mais jamais, dans la rétinite, on ne rencontre ces amas de pigment irréguliers noirs, qui sont un signe caractéristique de la choroïdite chronique, à moins qu'il n'existe en même temps une choroïdite.

Le processus morbide qui engendre la rétinite chronique ressemble beaucoup à celui que nous avons indiqué à propos de la choroïdite. C'est encore, dans la première phase, une hyperplasie du tissu cellulaire rétinien, dont la surabondance comprime et atrophie les éléments nerveux de cette membrane, si la compression persiste un temps suffisant. Dès lors, la sensibilité spéciale de la rétine est détruite dans les points envahis. Enfin, dans une phase ultérieure, ce tissu cellulaire de nouvelle formation subit à son tour la dégénérescence graisseuse, et enfin de compte disparaît. Alors la rétine n'existe plus comme membrane nerveuse au nvieau des points malades, réduite qu'elle est à une fine trame celluleuse.

Notons, en passant, un fait bien remarquable : contrairement à ce qui a lieu pour la choroïde, la rétinite chronique est rarement une maladie exclusivement et primitivement cantonée dans dans la rétine ; elle est presque toujours secondaire et consécutive, soit à une affection de la choroïde qui s'est propagée jusqu'à elle, de là les rétino-choroïdites, soit à une affection générale ou dyscrasique, comme la syphilis, la glycosurie, l'albuminurie, dont les manifestations du côté de la rétine sont si fréquentes ; enfin, très-souvent aussi, la rétinite est sous la dépendance d'une maladie des centres nerveux ou bien encore du cœur et des gros vaisseaux, principalement de l'aorte; dans les affections cardiaques et vasculaires, il ne survient pas, à proprement parler, une rétinite, mais bien des embolies rétiniennes provoquées par des caillots migrateurs, ou bien des ruptures des vaisseaux rétiniens envahis à leur tour par la dégénérescence athéromateuse qui a déjà, au préalable, altéré les valvules du cœur ou la crosse de l'aorte. En conséquence, lorsque l'ophthalmoscope révèle une embolie ou une rupture des vaissseaux de la rétine, il ne faut jamais se dispenser d'explorer le cœur et l'aorte ; il est rare que l'on ne trouve pas de ce côté le point de départ de ces sortes d'affections de la rétine.

Les diverses variétés de rétinites chroniques présentent, le plus souvent, outre les traits généraux communs à toutes, qui viennent d'être indiqués, des caractères d'une importance secondaire, propres à chacune d'elles et de nature à les différencier l'une de l'autre par l'examen ophthalmoscopique.

Ainsi, *dans la rétinite albuminurique,* outre l'aspect blanc opalin de la rétine qui voile plus ou moins ses vaisseaux, ainsi que la coloration rouge orangé de la choroïde, on remarque encore, lorsqu'elle est bien confirmée, de petites taches d'un blanc brillant, accumulées sur certains points, principalement autour de la macula tutea ; ce sont de petits amas graisseux, formés aux dépens de la couche granuleuse externe de la rétine. De plus, on constate fréquemment, dans cette variété de rétinite, de petites hémorrhagies fusiformes et non arrondies et étendues en nappes ; ce caractère particulier provient de ce que la rupture des vaisseaux rétiniens dans la rétinite albuminurique ne comprend que les tuniques internes ; la tunique externe, le plus souvent, reste intacte et oblige le sang à cheminer le long des parois ; de là la forme filiforme qu'affectent les hémorragies rétiniennes dans la rétinite albuminurique. Peut-être aussi cette forme provient-elle de ce que l'hémorrhagie se faisant dans la couche des tubes nerveux, le sang fuse le long de ces tubes.

La rétinite syphilitique se caractérise assez bien par la localisation presque exclusive de l'opacité rétinienne autour de la papille et surtout autour de la tache jaune, et aussi par la formation rapide d'exsudats rétiniens et l'apparition de corps flottants dans l'humeur vitrée, ce qui n'a pas lieu dans les autres variétés de rétinite, à moins que la choroïde ne participe à la maladie.

La rétinite glycosurique est rare et ne diffère pas sensiblement de la rétinite albuminurique.

Quant à la rétinite leucémique, décrite par Liebreich, d'après un ou deux exemples, elle est tellement rare que sa réalité me paraît fort problématique.

La rétinite pigmentaire est tellement distincte de la rétinite chronique avec les variantes que je viens d'indiquer, qu'elle mérite une mention tout à fait à part. Et d'abord, elle ne se rattache pas à une maladie générale, ni à un état morbide d'un organe voisin et éloigné. En second lieu, son évolution est très-lente et dure plusieurs années. Enfin, ses signes ophthalmoscopiques sont tout différents. Ils consistent en de petites taches noires qui envahissent concentriquement la rétine, en commençant vers la région de l'aura serrata ; mais, à l'inverse de ce qui a lieu dans la choroïdite chronique, ces taches noires possèdent toutes la même forme, qui rappelle celle des ostéoplastes et sont très-régulièrement espacées et disposées le long des vaisseaux rétiniens.

La rétinite pigmentaire, la rétinite chronique avec ces quatre variétés (albuminurique, glycosurique, syphilitique et leucémique), les embolies et les ruptures des vaisseaux rétiniens résument la pathologie toute entière de la rétine. Car la rétinite aiguë, si elle existe, comme il est rationnel de le penser, ne peut jamais être constatée avec l'ophthalmoscope, à cause de l'horrible photophobie qu'elle doit engendrer.

Traitement de la rétinite chronique. — Il est en général indirect et variable dans chacune des espèces de rétinites ; car il doit s'inspirer des indications fournies par l'état général, puisqu'elle est presque toujours sous l'influence d'une affection générale ou tout au moins éloignée. Ainsi, si la rétinite est syphilitique, il faudra lui opposer un traitement anti-syphilitique ; lorsqu'elle est albuminurique ou glycosurique, c'est du côté des reins ou du foie, ou bien encore de la base du quatrième ventricule que doit se concentrer l'attention du thérapeutiste. En présence d'une embolie ou d'une rupture des vaisseaux de la rétine, que l'on a encore appelée rétinite apoplectique, il faut nécessairement remonter à l'origine réelle de l'affection rétinienne ; on le sait, cette origine réside dans une lésion du cœur ou de l'aorte ou encore de l'encéphale.

Enfin, pour ce qui concerne la rétinite pigmentaire, il faut se rappeler qu'elle conduit fatalement à la cécité ; par conséquent tout traitement est inutile.

§ 7. *Diagnostic des maladies de la papille optique.*

La papille n'est que l'extrémité intra-oculaire du nerf optique. Mais cette petite surface, bien qu'elle ne soit qu'une bien minime portion de l'écran occulaire, possède une importance capitale en ophthalmoscopie, parce qu'elle devient le siége ou le rendez-vous des manifestations pathologiques de plusieurs parties très-importantes de cet écran. Ainsi c'est sur cette petite surface que le nerf optique et la portion optique de l'encéphale viennent nous révéler leurs souffrances et leurs altérations, tantôt sous la forme névrite optique, tantôt sous celle d'atrophie papillaire. D'autre part, les membranes internes elles-mêmes (choroïde et rétine), principalement, lorsqu'elles sont en proie à des manifestations syphilitiques, communiquent souvent à la papille les lésions organiques dont elles souffrent ; les affections glaucomateuses en particulier, produites par une augmentation du contenu intra-oculaire, ne manquent jamais d'altérer la papille qui subit de leur fait une atrophie particulier avec excavation de toute sa surface, ainsi qu'il sera dit en temps et lieu.

En un mot, la papille optique offre à étudier non-seulement ses maladies propres, qui sont rares, mais encore et surtout les maladies qui se propagent jusqu'à elles, soit de haut en bas (encéphale et nerf optique), soit de bas en haut (choroïde et rétine), pour produire les névrites et les atrophies descendantes ou ascendantes.

Donc, toutes les maladies de la papille, qu'elles soient ascendantes ou descendantes, se réduisent à la névrite optique et à l'atrophie de la papille. Voyons d'abord les signes généraux propres à chacune de ces deux affections, puis nous étudierons les caractères particuliers qu'elles offrent chacune selon la cause et le point de départ ascendant ou descendant.

La névrite optique est d'une manière générale caractérisée par l'absence de bords nettement délimttés de la papille ; dans ce cas, la papille est grisâtre, exubérante, boursoufflée ; ses bords sont diffus, voilés ; on ne voit pas nettement où elle commence ni où elle finit. Ces traits ne sont que plus tranchés et manifestes dans la névro-rétinite ou périnévrite, puisque l'infiltration œdémateuse, dans ce cas, au lieu d'être limitée à la papille, s'étend au loin sur la rétine elle-même.

L'atrophie papillaire, elle, est caractérisée essentiellement par l'absence de cette teinte rosée qui pénètre, à l'état physiologique, la couleur blanc grisâtre de la papille ; dans ce cas, la papille optique au lieu de présenter ce reflet rouge ou jaunâtre sur fond blanc, est d'une blancheur éclatante, tempérée dans certains cas par des stries bleuâtres, comme dans l'atrophie glaucomateuse.

Ce diagnostic différentiel et sommaire de névrite optique et d'atrophie papillaire ne présente donc pas de bien grandes difficultés lorsque ces affections sont bien déterminées.

Mais il se présente ici une importante question ; il s'agit de savoir si, par un examen ophthalmoscopique plus minutieux, on peut préciser davantage le diagnostic et déterminer la cause et l'origine de chacune de ces affections.

Examinons d'abord ce qui concerne la névrite optique à ce point de vue. Au point de vue étiologique, il existe deux espèces de névrites, celle dont le point de départ est dans l'œil, et celle dans laquelle il est plus haut, soit sur le trajet du nerf optique, soit dans l'intérieur du crâne. On reconnaîtra toujours qu'une névrite est ascendante ou d'origine intra-oculaire par la constatation de la rétinite ou de la choroïdite qui en ont été le point de départ. Mais il n'en est plus ainsi dans la névrite descendante, dont l'ophthalmoscope ne peut atteindre la lésion originelle; aussi, pour reconnaître et spécifier cette origine encéphalique ou extra-orbitaire, il faudra demander des éclaircissements non plus à l'ophthalmoscope, mais bien aux commémoratifs ou aux symptômes concomitants. Si le malade ou son entourage nous apprennent qu'il éprouve une céphalée frontale ou occipitale persistante, des fourmillements et des faiblesses dans les membres inférieurs, une diminution des facultés mentales, des envies fréquentes de vomir et même des vomissements, en dehors de tout embarras gastrique, nous serons autorisés à conclure que cette névrite est liée à une lésion encéphalique. Cette lésion consiste presque toujours en une méningite de la base ou une tumeur développée aux dépens de la base du crâne ou de la face inférieure de l'encéphale. Dans le cas, au contraire, où l'interrogatoire ne révèle aucun des signes d'une maladie cérébrale, nous serons en droit de penser que la cause de la névrite réside sur le trajet du nerf optique; elle consiste le plus souvent en une tumeur rétro-oculaire ; dans ce cas l'exophthalmie qui accompagne ordinairement ces tumeurs viendra nous confirmer dans cette hypothèse.

Atrophie de la papille. — La papille atrophiée, on le sait déjà, est caractérisée par la disparition de sa teinte rosée, qui a fa place à une blancheur éclatante ou mitigée par des reflets bleuâtre. Souvent l'atrophie de la papille est la conséquence et le dernier terme de la névrite optique ; mais souvent aussi, elle apparaît d'emblée, à titre de maladie complètement distincte.

L'atrophie qui possède ainsi une existence indépendante de toute névrite antérieure peut provenir de trois points différents. En effet, sa cause originelle réside tantôt dans l'intérieur du globe oculaire, tantôt, au contraire, dans une maladie chronique des centres nerveux, tantôt enfin dans le nerf optique lui-même.

Les affections intra-oculaires qui provoquent le plus souvent l'atrophie papillaire sont : la rétinite pigmentaire, le glaucome ou mieux les affections glaucomateuses et les rétino-choroïdites.

La rétinite pigmentaire se complique toujours vers sa période ultime d'une atrophie papillaire qui présente des caractères particuliers ; alors en effet la papille devient d'une blancheur éclatante et les vaisseaux centraux de la rétine se réduisent à des filaments ténus et très-courts qui ne dépassent guère les bords papillaires.

Les affections glaucomateuses qui ont parcouru leur évolution complète produisent aussi fatalement l'atrophie de la papille, en vertu du mécanisme suivant : le glaucome, on le sait, est produit par un trop plein de l'œil, une exagération de son contenu ; dès lors cette plénitude excessive exerce nécessairement un surcroît de pression sur les parois du globe oculaire ; la papille étant, sur cette surface interne, le point qui offre le moins de résistance à la tension intra-oculaire, se laisse déprimer et refouler en arrière, de telle sorte que les tubes nerveux qu'elle répand dans l'intérieur de l'œil sous forme d'éventail, pour constituer la rétine, sont étranglés et sectionnés sur le bord tranchant de la sclérotique. Aussi l'atrophie papillaire, consécutive au glaucome, se présente-t-elle sous la forme d'une excavation profonde de toute la surface de la papille qui a été refoulée en masse et en arrière ; de là aussi la disposition particulière dans cette variété d'atrophie, des vaisseaux centraux de la rétine ; ils émergent du centre de la papille, mais, arrivés aux limites de cette surface, ils sont obligés de décrire un crochet caractéristique au pourtour du rebord de la sclérotique, pour parvenir à la rétine. Enfin, la blancheur de la papille est mitigée par des reflets ou des stries bleuâtres.

Les rétino-choroïdites provoquent souvent aussi une atrophie de la papille qui n'offre rien de particulier.

L'atrophie descendante, ou d'origine cérébrale, de la papille est sans contredit la plus fréquente. Elle est alors plus habituellement désignée sous le nom d'atrophie progressive. Les affections des centres nerveux qui en sont le point de départ, siégent, en général, loin de la base de l'encéphale et surtout de l'origine apparente des bandelettes optiques ; de plus ces affections nerveuses affectent presque toujours une marche lente et chronique. C'est donc l'inverse de ce que nous avons noté à propos de la névrite optique d'origine cérébrale, dont la cause, qui évolue presque toujours avec rapidité, consiste le plus souvent en une tumeur ou une inflammation située à la base du crâne ou de l'encéphale au niveau et très-près des bandelettes, du chiasma ou des nerfs optiques.

Cette atrophie de la papille d'origine cérébrale ou atrophie progressive n'offre pas de signes caractéristiques de son point de départ, et pour découvrir sa cause originelle, il faut nécessairement employer le procédé qui a été indiqué déjàpour la névrite d'origine encéphalique, c'est-à-dire rechercher les symptômes qui caractérisent les maladies des centres nerveux.

Enfin l'on observe quelquefois des atrophies papillaires qui ne coïncident ni avec les maladies cérébrales ni avec des affections intra-oculaires. Il est rationnel alors de penser que le processus atrophique atteint primitivement et exclusivement les éléments du nerf optique pour constituer une atrophie essentielle de la papille.

Traitement des névrites et des atrophies de la papille. — Ces affections de l'extrémité intra-oculaire du nerf optique, étant presque toujours la résultante d'autres maladies situées soit dans l'œil, soit dans l'orbite ou plus souvent encore dans la cavité crânienne, le traitement devra donc s'adresser à la source du mal, et non à l'affection symptomatique; il est donc semblable à celui des diverses espèces de rétinites.

On remarquera sans doute que durant toute cette discussion, les mots d'*amblyopie* et d'*amaurose* n'ont jamais été prononcés. Leur place pourra cependant paraître bien marquée dans une étude de ce genre à un grand nombre de lecteurs, surtout aux médecins qui ont fait leurs études médicales avant la découverte de l'ophthalmoscope.

C'est à dessein que j'ai rejeté ces expressions d'une manière absolue, parce qu'aujourd'hui elles n'ont plus, à mon sens, aucune raison d'être. Bien plus, elles ne font qu'embarrasser et jeter du trouble dans le langage et de la confusion dans les idées.

En effet, les termes d'amblyopie et d'amaurose, pris dans leur acception première, ne peuvent que désigner, à proprement parler, un symptôme, à savoir l'affaiblissement ou la perte totale de la fonction visuelle. Dans le langage d'autrefois, on leur accordait encore une autre signification très-mal définie, il est vrai ; à cette époque ils représentaient confusément certaines entités morbides mal connues et plus mal délimitées encore. Or, à l'heure actuelle, en présence d'une diminution ou d'une perte complète de la vision, l'ophthalmoscope permet à peu près toujours, à un moment donné, de déterminer la cause du trouble visuel. Il n'y a donc plus lieu de conserver ces expressions, qui ne correspondent, en définitive, à aucune affection bien définie.

Tout au plus pourrait-on les réserver pour désigner l'une, (amblyopie), la diminution de la vue, et l'autre (amaurose), la perte totale de la faculté de voir. Mais, même dans ce cas restreint, je crois qu'il est préférable de leur substituer définitivement les expressions de *diminution* et de *perte totale de la vision*, dont le sens précis et clair pour tous, ne peut donner lieu à aucune présomption dangereuse.

CONCLUSION ET RÉSUMÉ GÉNÉRAL.

Nous voici arrivés au terme de cette étude des maladies de l'hémisphère postérieur de l'œil. Mais avant de clore ces considérations, je crois utile de résumer en quelques mots et d'une manière pratique ce sujet si vaste du diagnostic des affections intra-oculaires.

Pour le faire avec méthode et clarté, je le présenterai sous la forme d'un problème à résoudre dont voici l'énoncé :

Etant donné un malade qui accuse un trouble visuel, sans lésion apparente au dehors, déterminer sa maladie, et cela sans le secours d'aucun instrument s'il est possible.

L'énoncé du problème indique bien clairement qu'il s'agit d'une affection intra-oculaire, ayant son siége et sa raison d'être au-delà de l'iris, parce que les maladies de l'œil situées en avant de l'iris se révèlent toutes par quelques signes appréciable à l'œil nu.

La première question que nous devons nous poser et chercher à résoudre en face d'un tel malade, est celle-ci : *Est-il atteint d'une affection organique ou bien d'une maladie purement fonctionnelle ?* Cette distinction, toute sommaire qu'elle est, suffira à la plupart des praticiens, puisqu'elle donne immédiatement la clef du traitement, qui sera nécessairement médical ou chirurgical dans le premier cas, tandis que dans le second il se réduira à la recherche du verre correcteur approprié à l'anomalie fonctionnelle.

Or, nous pouvons très-facilement établir cette distinction, sans le secours d'aucun instrument, par un interrogatoire de quelques instants. En effet, le malade se dit-il gêné d'une *manière permanente* dans l'exercice de sa fonction visuelle par un *brouillard* ou une sorte de vapeur située *constamment* entre son regard et l'objet visé, aussitôt nous reconnaissons une maladie organique, autrement dit une lésion matérielle soit de la lentille, soit de l'écran oculaire.

Au contraire, nous apprenons qu'il est gêné dans l'acte de la vision, *uniquement pour certaines distances de l'objet visé ou bien après un moment d'application de la vue seulement*, et dans ce cas non plus par un brouillard bien caractérisé, mais plutôt par un état indistinct ou vaporeux des objets, nous avons dès lors acquis la certitude qu'il s'agit là d'une maladie purement fonctionnelle, autrement dit d'une anomalie de la réfraction ou de l'accommodation, instantanément curable par un verre correcteur approprié.

2° Il s'agit maintenant de préciser davantage le diagnostic et de spécifier la nature et le siége de l'affection intra-oculaire, qu'elle soit organique ou fonctionnelle.

Eh bien, nous le pouvons encore, à l'aide du même procédé,

pour ce qui concerne les maladies fonctionnelles. Ce signe sub-
jectif peut donc à la rigueur nous dispenser de recourir à ces
boîtes de verres d'essai , si coûteuses et si rares dans l'arsenal
chirurgical du médecin.

Poursuivons, en effet, notre interrogatoire, au sujet du *brouillard fonctionnel*, afin de savoir quelle est, parmi les six anomalies de la réfraction et de l'accommodation, celle qui est en cause
dans le cas actuel.

Premier cas. Nous apprenons que le brouillard fonctionnel
existe seulement pour la vue à une certaine distance et surtout
au loin, tandis que la vision des objets très-rapprochés est parfaitement nette : deux anomalies fonctionnelles seulement peuvent produire un troublesemblable ; l'une, très-fréquente, est une
anomalie de la réfraction statique , c'est *la myopie* , et l'autre,
très-rare, est une anomalie de la réfraction dynamique ou accommodation, c'est *le spasme* du muscle ciliaire.

Enfin, pour déterminer quelle est celle de ces deux affections
qui doit être incriminée, il faut observer l'état de la pupille , qui
est mobile et assez dilatée dans la myopie, tandis qu'elle est immobile et très-resserrée dans l'état spasmodique du muscle
ciliaire — (verres divergents dans les deux cas).

Deuxième cas. La malade nous raconte que la vue au loin est
très nette et que l'apparition du brouillard fonctionnel n'a lieu
que pour la vision rapprochée , par exemple pour la lecture à la
distance normale de 30 centimètres.

Évidemment, dans ce cas, nous sommes en présence d'une
presbytie ou d'une paralysie du muscle ciliaire (anomalies de l'accommodation) ou bien encore d'une hypermétropie (anomalie de
la réfraction), Mais un supplément de renseignements va nous
édifier complètement sur ce point. En effet, s'il s'agit d'une presbytie ou d'une paralysie du muscle ciliaire, la lecture à la distance
de 30 centimètres sera impossible dès l'abord, tandis que dans
l'hypermétropie, avec des conditions semblables de distance,
elle est possible pendant un certain temps.

Il nous reste alors à examiner la pupille, pour nous prononcer
dans la première épreuve, soit en faveur d'une presbytie, qui es
extrêmement fréquente, soit en faveur d'une paralysie du muscle
ciliaire, qui est très-rare.

En effet, dans la presbytie, la pupille est mobile et plutôt resserrée que dilatée, tandis qu'elle est immobile et fortement dilatée dans la paralysie ciliaire. — Traitement, dans ces trois cas,
par des verres convergents ou bi-convexes.

3° Examinons maintenant le cas où le malade accuse un
brouillard organique ; il faut alors préciser le siége et la nature
de l'affection organique.

La lésion matérielle peut atteindre la lentille ou l'écran oculaire.

Il faut en premier lieu explorer la lentille, à l'aide de l'éclairage oblique ponr le cristallin et de l'éclairage direct pour le
corps vitré, et voir si une opacité de ces deux organes est l'origine du trouble visuel.

Mais je suppose que ces deux modes d'exploration n'aient rien
révélé du côté des milieux transparents, il faut alors procéder à
l'examen ophthalmoscopique du fond de l'œil, c'est-à-dire de
l'écran oculaire, et cela d'une manière très-méthodique.

1° Nous rechercherons d'abord l'état de la *pupille optique :*
1° Elle doit être ronde ; si elle est ovale, c'est qu'il existe très-
probablement cette singulière anomalie de la réfraction, désignée
sous le nom d'astigmatisme ; 2° ses bords doivent être nettement
délimités ; s'ils sont diffus et indistincts, c'est qu'il existe une
névrite ou périnévrite optique ; 3° enfin elle doit présenter, surtout dans sa zone moyenne, une teinte rosée sur fond blanc ou
gris ; si elle est dépourvue de cette teinte rosée, pour ne présenter qu'une blancheur éclatante ou mitigée seulement par des reflets bleuâtres, c'est qu'il existe une atrophie de la papille. — Il
reste à rechercher l'origine réelle et le point de départ de cette
névrite ou de cette atrophie, soit dans l'intérieur de l'œil (rétinites et rétino-choroïdites, glausome) soit dans la cavité orbi-
taire, et alors l'on sera dirigé par l'exopthalmos, soit enfin dans la
boîte crânienne (affection des centres nerveux).

2° En second lieu, nous explorons la *rétine.* On se rappelle
qu'à l'état normal, elle est parfaitement transparente et complètement invisible ; on ne doit apercevoir que ses vaisseaux, qui
pénètrent dans l'œil par le centre de la papille. Si la rétine est
visible et revêt sur certains points l'aspect d'un nuage grisâtre
ou blanchâtre qui voile en totalité ou seulement en partie les

vaisseaux rétiniens, et surtout la teinte rouge de la choroïde, c'est qu'il existe une rétinite.

Il s'agit alors, par une observation plus attentive et plus minutieuse, de déterminer la nature de cette rétinite, qui peut être albuminurique, syphilitique ou hémorrhagique. J'omets ici et à dessein les rétinites glycosurique, leucémique, tuberculeuse et périvasculaire, parce que leur existence est encore problématique et dans tous les cas excessivement rare. Lorsque l'on constate une rétinite, il y neuf à parier sur dix qu'elle est ou albuminurique ou syphilitique.

La rétinite albuminique se caractérise, outre l'état nuageux de la rétine, par de petites hémorrhagies en général linéaires, le long des tubes nerveux, et surtout par des groupes de petites taches graisseuses d'un blanc brillant, répandues principalement dans la région de la tache jaune.

La rétinite syphilitique se fait remarquer par des plaques d'exsudats au pourtour de la papille et surtout dans la région de la tache jaune, et aussi par l'apparition précoce et presque constante de corps flottants dans l'humeur vitrée.

La rétinite hémorrhagique, qui se lie presque toujours à une hémorrhagie ou tout au moins à une congestion cérébrale, a pour caractère de se produire instantanément et de se présenter sous forme d'hémorrhagies non plus striées ou linéaires, mais en plaques, entourées d'une zone nuageuse blanchâtre, produites par l'infiltration séreuse de la rétine au pourtour de chacune de ces hémorrhagies.

Les embolies des vaisseaux rétiniens, qui coïncident presque toujours avec une affection organique du cœur ou des gros vaisseaux, se caractérisent par l'obstruction de l'un ou de plusieurs des rameaux de l'artère centrale de la rétine ; dès lors ces rameaux obstrués se présentent sous la forme de filaments blanchâtres, entourés d'une légère infiltration rétinienne.

La rétinite pigmentaire se révèle par des signes tout différents ; dans cette sorte de rétinite, les lésions existent surtout vers l'équateur de l'œil, dans la région de l'aura serrata ; elles consistent en de petits amas de pigment, réguliers dans leur forme, qui rappelle celle des ostéoplastes et leur disposition réciproque.

3° Il nous rest: à examiner *la choroïde* ; à l'état sain, c'est elle qui imprime au fond de l'œil cette teinte rouge qui constitue le fond de l'image ophthalmoscopique. En dehors de tout état morbide, cette rougeur est uniforme, ou bien tachetée sur toute son étendue de petits espaces noirs ou clairs qui sont régulièrement espacés et semblables les uns aux autres.

Si la teinte rouge de la choroïde présente sur certains points seulement des amas noirs de pigment, irréguliers dans leur forme et leur disposition, on peut sans hésiter affirmer qu'il existe une choroïdite. Ces taches constituent en effet un signe très-probant et même indubitable d'un état pathologique de la choroïde. Dès lors il faudra aussi rechercher s'il n'existe pas concurremment des plaques d'exsudats ou d'atrophie de la choroïde. Les plaques exsudantes sont en général gris-jaunâtre, entourées ou parsemées de pigment noir. Les plaques atrophiques sont au contraire d'une teinte blanche ; elles sont également entourées ou parsemées de pigments ; mais de plus elles sont le plus souvent traversées par des rubans rouges, débris de quelques vaisseaux choroïdiens qui ont échappé au processus atrophique.

Il reste à déterminer quelle variété de choroïdite est en cause. Ici l'on se rappelle qu'il n'existe à proprement parler qu'une espèce de choroïdite, qui est la choroïdite chroniquesimple ; seulement on l'appellera plus spécialement *choroïdite vasculaire*, si le processus atrophique agit presque exclusivement sur les parois des vaisseaux choroïdiens ; *choroïdite exsudative* lorsque les exsudats attirent surtout l'attention par leur nombre, ce qui a lieu en général à la période initiale de la choroïdite et aussi lorsque la choroïdite est engendrée par la syphilis ; et *choroïdite atrophique* quand les parties malades de la choroïde, étant arrivées à la période ultime de la choroïdite, ont été complètement détruites par le processus morbide.

Cette choroïdite atrophique elle-même prend les dénominations diverses de choroïdite, *généralisée, disséminée, localisée*, selon que l'atrophie adétruit la choroïde sur presque toute son étendue, ou seulement sur plusieurs points isolés et séparés, ou bien enfin sur un seul point assez limité.

La choroïdite staphylamenteuse ou sclero-choroïdite postérieure est également une atrophie de la choroïde, mais toujours localisée au pourtour de la papille sur son côté externe et compliquée

d'une ectasie de la sclérotique qui a participé à la phlegmasie gé-
nératrice à ce niveau ; ce qui a eu pour conséquence d'engendrer
la myopie, la rétine ayant été entraînée avec les autres membranes en arrière du point focal principal de la lentille oculaire.

Je n'insiste pas ici sur la choroïdite aiguë ou irido-choroïdite,
qui se révèle en général mieux par des signes subjectifs appa-
rents au dehors que par des signes ophthalmoscopiques. J'en dirai
à peu près autant de la choroïdite séreuse ou glaucomateuse.
Cependant l'ophthaimoscope est souvent d'un grand secours pour
le diagnostic de cette affection, en révélant l'excavation en masse
caractéristique de la papille, avec la disposition en crochet des
vaisseaux rétiniens vers les bords de cette papille déprimée.

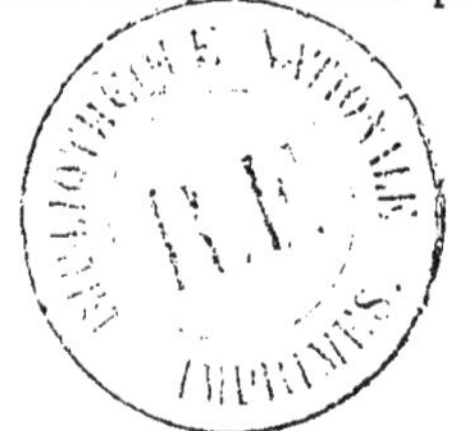

TABLE DES MATIÈRES